Aromatherapie

SELBSTHEILUNG DURCH AROMATHERAPIE

Inhaltsverzeichnis

EINLEITUNG

Aromatherapie, das ist eine Naturheilkunde, die im Prinzip jeder für sich nutzen kann. Alles was du dafür brauchst, das sind ätherische Öle. Was aber sind diese Öle? Wie werden sie angewandt und was können sie bewirken? All dem wollen wir uns in diesem Buch widmen und auf den Grund gehen.

Wir werden uns damit beschäftigen, was die Aromatherapie genau ist. Dazu gehört natürlich auch ein Einblick darin, was die ätherischen Öle sind und wie sie sich anwenden lassen.

Danach wenden wir uns der Anwendung an sich genauer zu. Das heißt, du wirst herausfinden, welche Methoden es gibt, die Heilkraft der ätherischen Öle bei dir zu entfalten. Das beinhaltet natürlich auch die Aromamassage, an die die meisten denken, wenn sie das Wort Aromatherapie lesen oder hören.

Im nächsten Kapitel geht es dann um die Öle selbst. Du wirst herausfinden, welche Öle es gibt und was sie im Einzelnen bewirken. Damit kannst du das richtige Öl für deine Bedürfnisse herausfinden.

Um ätherische Öle anwenden zu können, musst du natürlich auch wissen, welche Dosierungen richtig sind. Darüber gibt dann ein weiteres Kapitel Auskunft. Du lernst dort, wie du die Menge der Öle, die du einsetzen möchtest, richtig bestimmst.

Die Aromatherapie und der Sport bilden eine gelungene Kombination für deine Zukunft. Damit du die Therapie mit den Anforderungen von Sport und Bewegung in Einklang bringen kannst, gibt es auch ein Kapitel zu diesem Thema.

Lass dich von diesem Buch inspirieren und probiere deine persönliche Aromatherapie aus. Damit kannst du deiner Gesundheit und deinem Geist etwas Gutes tun. Viel Spaß beim Lesen und bei der Anwendung.

KAPITEL 1: WAS IST

AROMATHERAPIE

Die Naturheilkunde der Aromatherapie verlangt nicht viel für eine erfolgreiche Anwendung. Weder brauchst du dafür eine spezielle Ausbildung noch besondere Geräte oder komplizierte Hilfsmitte. Weiterhin ist die Therapie sehr sanft und ohne Nebenwirkungen. Damit eignet sie sich hervorragend für die Eigenanwendung. Wichtig ist dabei nur ein Verständnis der ätherischen Öle und wie sie ihre Wirkung auf dich entfalten. Alles weitere lässt sich dann mittels Experimentieren herausfinden, denn nur damit wirst du deine persönliche Mischung finden.

Die ätherischen Öle

Ätherische Öle sind nichts weiter als flüssige Essenzen. Sie werden aus Pflanzen gewonnen. Das geschieht über die Extraktion oder durch Auspressen. Es gibt aber auch inzwischen Öle, die synthetisch hergestellt werden. Damit kann man zwar durchaus Wohlgerüche schaffen, doch sie eignen sich nicht, um damit eine echte Wirkung zu erzielen.

Ätherische Öle wirken über die Luft. Das heißt, sie verdunsten und werden von dir über die Atmung aufgenommen. Das Verdunsten geht relativ rasch vonstatten und am Ende bleiben keine Rückstände zurück.

Wenn du die Öle einatmest, nimmst du sofort einen Geruch wahr. Der Duft dringt bis in dein Gehirn vor, wo er seine eigentliche Wirkung entfaltet. Er beeinflusst deine emotionale und körperliche Steuerung.

Es gibt verschiedene Wege, die Öle zum Einsatz zu bringen. Der einfachste ist natürlich das Einatmen des Duftes. Du kannst dir aber auch ebenso gut ein Kräuter- bzw. Blütenbad bereiten. Darüber hinaus lassen sich die Öle auch für eine Massage verwenden oder du bringst sie einfach nur als Körperöl auf deine Haut auf.

Einmal eingesetzt, bringen dir die Öle die Natur zurück. In der unnatürlichen Betonwelt von heute ist das wie ein Balsam für die Seele. Damit kannst du dich entspannen und den Stress einfach abschütteln. Du findest Ruhe und vor allem neue Kraft. Du wirst leistungsfähiger und kannst dann auch die Probleme bewältigen, die dir vorher noch unüberwindbar schienen.

Die Aromatherapie selbst

Die Aromatherapie widmet sich dem Menschen als Ganzes. Die Psyche und der Körper werden dabei im gleichen Maße angesprochen. Nach den Vorstellungen der Aromatherapie sind Krankheiten ein Ausdruck des Gleichgewichtes in unserer Seele, welches aus dem Ruder geraten ist. Das geschieht meistens durch psychische Faktoren. Typische Auslöser sind Stress, Ängste, Nervosität und eine allgemeine Unruhe. Das Ziel ist es dann, dieses Gleichgewicht wiederherzustellen. Das bringt dir Ruhe und entspannt dich. So werden die Leiden gelindert und die Selbstheilungskräfte, die wir alle haben, aktiviert.

Die Aromatherapie ist dabei ein Umgang mit den Düften der Natur und deren gezielte Einsatz zur Heilung und zur Verbesserung des Wohlbefindens. Die Gerüche werden den Pflanzen entnommen. Diese Pflanzen stecken voller Lebenskraft. Diese Kraft wird in den Essenzen gespeichert. Wenn du sie einatmest oder sonst wie damit in Berührung kommst, überträgt sich diese Lebenskraft auf uns.

Es werden bei der Herstellung Pflanzen verwendet, deren Heilkraft uns Menschen schon seit langem bekannt sind. Damit ist die Wirkung bewiesen, ebenso wie die Ungefährlichkeit.

Es kommt auf die Qualität an

Die Freisetzung der Lebenskraft der Pflanzen ist ein wenig mehr als einfach nur das Erzeugen eines Duftes. Der Duft muss nämlich dieser Lebenskraft entspringen und nicht nur versuchen, diese einfach nachzuahmen. Daher ist es nicht weiter überraschend, dass es auf die Qualität der ätherischen Öle ankommt. Vor allem aber ist auf die synthetisch hergestellten Produkte zu verzichten, wenn du eine echte Heilwirkung erzielen möchtest.

Ein kleiner Ausflug in die Teeläden und Supermärkte werden dich schnell vorsichtig machen. Wann immer du ein Produkt für eine Aromatherapie anwenden möchtest, solltest du immer zuerst ein wenig darüber recherchieren. Warum das so wichtig ist? Schau einfach mal in die Regale. Was findest du dort? Öl aus Maiglöckchen und Flieder. Es lassen sich jedoch keine ätherischen Öle aus diesen Pflanzen gewinnen. Das heißt, wo auch immer Maiglöckchen oder Flieder draufsteht, steckt Chemie drin.

Willst du die Lebenskraft und die Natur auf dich wirken lassen, dann brauchst du eben auch die natürliche Lebenskraft der Pflanze. Das bedeutet, dass naturidentisch nichts nützt. Es ist entweder Natur oder es ist nicht Natur. Naturidentisch oder „wie die Natur" ist eben nur der Versuch, die Natur künstlich zu kopieren. Das heißt aber, dass du ein künstliches Produkt vor dir hast. Dieses ist leer, denn es entspringt nicht dem Leben und trägt aus diesem Grunde auch keine Lebenskraft in sich. Atmest du diesen Duft ein oder trägst du dieses Mittel auf deine Haut auf, verspürst du keine tiefergehende Wirkung.

Hast du sichergestellt, dass das Öl nicht synthetisch hergestellt wurde, gibt es noch immer einige Qualitätsunterschiede, die bedacht werden müssen. Prinzipiell wird Öl nämlich aus Pflanzen gewonnen, die wild wachsen, biologisch-dynamisch angebaut werden, kontrolliert biologisch angebaut werden oder konventionell gezüchtet wurden.

Die beste Qualität bekommst du mit dem Öl, das aus wildwachsenden Pflanzen gewonnen wurde. Hier sind die Pflanzen ganz natürlich an ihrem natürlichen Standort herangewachsen. Sie enthalten die meiste Lebenskraft und übertragen diese auch sehr stark auf dich, wenn du ihr Öl anwendest.

Der biologisch-dynamische Anbau kommt den wildwachsenden Pflanzen am nächsten. Die Eingriffe des Menschen sind gering, doch das bedeutet auch, dass die Bedingungen nicht immer die idealsten sind. Aus diesem Grund enthalten diese Öle zwar noch immer viel Lebenskraft, aber dennoch weniger, als es bei einem Wildwuchs der Fall wäre.

Auch der kontrolliert biologische Anbau ist noch immer OK, wobei du jedoch etwas wissen solltest. Biologisch kontrolliert bedeutet nicht mehr, dass die Pflanzen natürlich gewachsen sind. Es wird vielmehr nur sichergestellt, dass beim Anbau die Umwelt nicht beeinträchtigt wird. Damit ist dieses Öl aber noch immer Öl aus konventionellem Anbau, da die Auswirkungen auf die Umwelt geringer sind.

KAPITEL 2: WIE KANNST

DU DIE AROMATHERAPIE

ANWENDEN

Die Anwendungsmöglichkeiten sind sehr vielfältig. So kannst du die Öle für die Beduftung der Räume einsetzen, für duftende Bäder, eine Massage, ein Dampfbad oder für einen Gang in die Sauna.

Die Beduftung der Räume

Als Duft in den Räumen, in denen du dich aufhältst, können die ätherischen Öle für eine lange Zeit ihre Wirkung auf dich entfalten. Damit kannst du deine Stimmungslage verbessern und deinen Körper bzw. deinen Geist frisch halten. Sie fördern die Entspannung und du lässt den Stress von dir abfallen.

Die Raumbeduftung kann zum Beispiel durch eine Duftlampe vorgenommen werden. Hier befindet sich eine Schale Wasser über einer Kerze oder einer Glühbirne. Diese dienen als Wärmequelle. In das Wasser gibst du ein paar Tropfen des ätherischen Öls. Sobald sich das Gemisch erwärmt und verdunstet, trägt der Wasserdampf das Öl zu dir.

Für eine Duftlampe muss das Öl eine gute Qualität haben. Bei nicht so hochwertigen Produkten kann die Zusammensetzung des Öls beeinträchtigt werden, wenn es sich erwärmt. Gut ist es auch, wenn die Schale der Duftlampe etwas größer ist. Dann steht genügend Wasser zur Verfügung, um das Öl vor einer zu hohen Erwärmung zu schützen.

Eine andere Variante ist es, kleine Ventilatoren mit Pads für die Öle zu verwenden. Du kannst dabei ruhig mehrere Öle in einem Pad mischen. Die Ventilatoren blasen dann Luft über diese Pads, die das Öl aufnehmen und es in der Luft verteilen.

Noch einfacher ist es, die Flasche mit dem Öl geöffnet stehen zu lassen. Dann wird es langsam von allein verdunsten und so in die Luft geraten. Du kannst diesen Vorgang noch beschleunigen, indem du dünne Holzstäbchen in das Öl stellst.

Willst du zwei Fliegen mit einer Klappe schlagen, kannst du auch Luftbefeuchter verwenden. Diese bringen nicht nur das Öl in die Luft, sie sorgen auch dafür, dass diese nicht zu sehr austrocknet. Das kann gerade im Winter problematisch werden oder wenn du an einer Erkältung erkrankt bist.

Was sich auch leicht verwenden lässt, ist ein Duftstein. Dieser besteht aus Ton und enthält kleine Löcher. Du träufelst das Öl in diese Löcher und schon kann es mit der Zeit in die Luft entweichen.

Die Aromamassage

Die Aromamassage ist eine Massage, bei denen Körper- bzw. Massageöle eingesetzt werden, die eine ätherische Wirkung haben. Dabei muss darauf geachtet werden, dass sie keine synthetischen Zusatzstoffe enthalten. Das lässt sich ganz einfach daran erkennen, dass echtes ätherisches Öl nur wenige Inhaltsstoffe hat. Das bedeutet, eine lange Liste steht für ein synthetisches Öl.

Kräuter- bzw. Blütenbäder

Ein wohltuendes Bad ist etwas Wunderbares, um sich zu entspannen. Noch besser aber ist es, wenn du dabei ein paar Tropfen eines Öls oder mehrerer ätherischer Öle in das Wasser gibst. Dabei kannst du nach Belieben kombinieren. Das warme Badewasser sorgt dafür, dass der Geruch freigesetzt wird. Darüber hinaus wird das Öl auch aus dem Wasser über die Haut aufgenommen.

Die Öle verbinden sich nicht von allein mit dem Wasser. Daher ist es hilfreich, wenn du einen Lösungsvermittler verwendest. Dafür eignet sich ein wenig Sahne, Honig oder frische Milch. Löse das Öl darin und gib es dann dem Badewasser hinzu.

Die Sauna

Ein Gang in die Sauna dient der Entspannung und steigert das Wohlbefinden. Weiterhin ist er eine gute Prophylaxe gegen Krankheiten und er aktiviert deinen gesamten Körper. Du kannst das Erlebnis noch steigern, indem du mit ätherischen Ölen arbeitest.

Achte auf hochwertige Öle, wenn du sie für den Aufguss verwendest. Synthetisches Öl entfaltet keine Wirkung und Öle von geringerer Qualität verlieren in der Hitze leicht ihre Wirkungskraft. Es gibt besondere Öle, die direkt für den Einsatz in der Sauna hergestellt werden. Wenn du diese verwendest, dann kannst du dir sicher sein, dass sie die richtige Wirkung auf dich entfalten.

Die innere Anwendung

Ätherische Öle lasse sich auch einnehmen. Dafür werden fertige Produkte aus Eukalyptus, Kiefernnadeln, Minze und Pfefferminze angeboten. Die interne Anwendung ist jedoch nicht so weit verbreitet wie die Anwendung als Duft oder auf der Haut.

Die Öle können direkt eingenommen werden oder sie lassen sich Speisen zusetzen. Achte nur darauf, dass sie auch wirklich für die Einnahme zugelassen sind. Dazu kommt, dass du sie immer verdünnen solltest und sie sich nicht für Schwangere, Kinder und Kranke eignen. Die Höchstmenge für die Einnahme sind ein bis zwei Tropfen.

KAPITEL 3: DIESE

ÄTHERISCHEN ÖLE

SOLLTEST DU KENNEN

Ätherische Öle werden aus Pflanzen gewonnen und bringen dir die Natur, die Lebenskraft und eben auch den Duft dieser Pflanzen in dein Wohnzimmer. Das heißt auch, dass ätherische Öle aus so ziemlich jeder duftenden Pflanze gewonnen werden kann. Daraus ergibt sich eine unüberschaubare Anzahl an verschiedenen Ölen. Um deine persönliche Aromatherapie richtig zu gestalten, haben wir hier die wichtigsten Öle für dich zusammengefasst.

Das Anis Öl

Anis ist ein ätherisches Öl, welches ein leicht süßliches Aroma mitbringt und dir bestimmt aus Pastis oder einem Ouzo bekannt ist. Es hilft deiner Verdauung bei der Arbeit und sorgt bei Frauen für einen stabilen Hormonhaushalt, was auch eine regelmäßige Menstruation miteinschließt.

Anis ist besonders in der chinesischen Medizin bekannt geworden. Dort wird es zur Behandlung von Erkältungen und zur Entspannung eingesetzt. Auch als ätherisches Öl kann es dir bei Erkältungserkrankungen Linderung bringen und es entspannt dich. Letzteres wiederum reduziert Stress und beugt anderen Erkrankungen vor.

Das Bergamotte Öl

Bergamotte bringt einen erfrischenden Duft mit sich. Dieser hat eine starke Kraft und kann gerade in einer gereizten Atmosphäre zur Entspannung beitragen. Du wirst bei einer Anwendung sehr schnell merken, wie negative Emotionen verfliegen und alles gleich viel leichter aussieht. Du wirst ruhiger und fühlst dich erfrischt. Damit kannst du besser denken und bessere Entscheidungen fällen.

Eine ähnliche Wirkung ergibt sich auch bei Menschen, die langfristig niedergeschlagen sind. Auch hier verfliegen die negativen Emotionen und sogar Ängste legen sich. Betroffene fühlen sich bald wiederbelebt und sind auch wieder motiviert, etwas zu unternehmen.

Bergamotte ist ein ätherisches Öl, dass sich sehr gut mit anderen Ölen kombinieren lässt. Vor allem harmonisiert es mit Blütendüften sehr gut. Du kannst also nach Belieben experimentieren, um deine persönliche Note zu finden.

Das Öl aus Zitronen

Das ätherische Öl aus Zitronen bringt einen sehr frischen Duft. Dieser ist sehr leicht flüchtig. Das bedeutet, dass er seine Wirkung schnell entfaltet. Ebenso aber bedeutet das auch, dass du mit der Dosierung vorsichtig sein musst, da die Duftentwicklung recht intensiv ist.

Die Wirkung ist vor allem psychologischer Natur. Du fühlst dich belebt und wirst schnell aufgemuntert. Deine Stimmung wird heller und du fühlst, dass du wieder mehr Energie hast. Damit kannst du mit dem ätherischen Öl aus Zitronen vor allem bei Niedergeschlagenheit arbeiten und dich gegen eine allgemeine Schwäche behandeln.

Ein sehr gutes Einsatzgebiet ist, wenn du am Schreibtisch sitzt und schnell viel erledigen musst. Dann hilft der Duft der Zitronen. Auch eignet sich dieses Öl zur Vorbeugung gegen Erkältung. Wenn es also kälter wird, solltest du darauf zurückgreifen.

Das ätherische Öl des Eukalyptus

Das Eukalyptus Öl hilft immer dann, wenn wir uns energielos, träge und demotiviert fühlen. Dann gibt es uns Kraft und Antrieb. Es steigert deine Leistungsfähigkeit und vor allem dein Konzentrationsvermögen. Damit ist es besonders dann gut einzusetzen, wenn du eine wichtige intellektuelle Aufgabe bewältigen musst.

Das Öl des Eukalyptus lässt sich auch zum Einreiben von Muskeln und Gelenken verwenden. Das steigert die Durchblutung und schützt vor Entzündungen. Damit lassen sich auch rheumatische Beschwerden behandeln. Weiterhin kannst du damit Erkältungen vorbeugen.

Leidest du bereits an einer Erkältung oder einem Husten, dann hilft dir das Inhalieren des Öls bei einem Dampfbad. Weiterhin ist es gut als Aufguss in einer Sauna geeignet, weil es die Atemwege freimacht.

Das Öl der Grapefruit

Der Duft der Grapefruit belebt dich und sorgt für eine glückliche Stimmung. Damit kannst du also gegen Niedergeschlagenheit und Depressionen ankommen. Die Wirkung entfaltet sich schon innerhalb von Sekunden. Sobald deine Geruchsnerven die Präsenz des Duftes feststellen, werden in deinem Gehirn Botenstoffe ausgeschüttet, die dich einfach beflügeln.

Ein gelungener Einsatz ist am Nachmittag bzw. Abend, wenn du von der Arbeit erschöpft bist. Alternativ hilft auch ein Einsatz am Morgen, wenn du nach dem Aufstehen eher negativ geladen bist.

Das ätherische Öl der Litsea Cubeba

Dieses Öl erinnert ein wenig an den Duft von Lemongras. Es ist jedoch sehr viel feiner, wodurch es auch beliebter ist. In der Hauptsache hilft dir dieser Duft, dich zu entspannen. Damit bist du also immer dann richtig, wenn du unter Stress und zu großer Belastung leidest. Die Wirkung entfaltet sich bereits nach nur wenigen Augenblicken. Damit kannst du es auch an deinem Arbeitsplatz oder in einer Pause einfach einmal kurz anwenden und bist danach den Belastungen wieder besser gewachsen.

Das richtig Gute an diesem Öl ist, dass es dich zwar entspannt, aber nicht zugleich müde macht. Stattdessen fühlst du dich nur befreit, weil das Gefühl von Stress endet. Du hast dann den Kopf wieder frei und kannst wieder klar denken.

Die Essenz aus Mandarinen

Ätherische Öle aus Mandarinen bringen einen frischen Duft mit sich. Dieser heitert dich auf und motiviert dich dazu, etwas zu unternehmen. Das heißt, wann immer du nicht so recht in Stimmung bist oder dich niedergeschlagen fühlst, sind die Mandarinen bzw. das ätherische Öl daraus deine Therapie.

Gerade während einer Erkrankung kann dir das ätherische Öl aus den Mandarinen helfen, denn es verleiht dir und deinem Körper neue Energie, um gegen die Krankheit anzukämpfen. Selbst bei Depressionen lässt es sich anwenden. Das Öl verleiht ein emotionales Gleichgewicht, so dass es dir bald besser geht. Selbst für Kindern lässt sich das Mandarinen Öl anwenden. Bei ihnen sorgt es für Entspannung und dass sie leicht einschlafen.

Das ätherische Öl aus

Muskatellersalbei

Muskatellersalbei war schon im Mittelalter als berauschendes Mittel bekannt und wurde dafür in der Medizin eingesetzt. Das Öl daraus bringt dir einen leicht süßen und frischen Geruch. Er wirkt anregend, belebt deine Sinne und bringt dich auch in Stimmung für deinen Partner.

Bei Depressionen wirkt dieses Öl aufhellend auf die Stimmung. Darüber hinaus wirkt es bei Verspannungen und bei nervlicher Überreiztheit. Auch Ängste und Phobien lassen sich damit lindern. Bei Frauen stabilisiert dieses Öl die Menstruation und sorgt für einen ausgeglichenen Hormonhaushalt. Auch gegen Stress lässt es sich wirksam einsetzen.

Die Essenz von Neroli

Neroli legt sich sofort auf deine Seele und beruhigt dich. Das heißt, wenn du etwas vorhast, vor dem du dich fürchtest oder bei dem du nervös bist, dann ist es dein Mittel. Damit kannst du Bewerbungsgespräche und Prüfungen leichter bewältigen.

Lass den Duft auf dich wirken. Sofort verschwinden Angstgefühle und auch die Nervosität und Unruhe sind nicht mehr da. Du kannst es auch für deine Haut verwenden. Dann hilft es dem Gewebe gegen Stress, so dass Falten schnell verschwinden.

Das Öl der Orangen

Das ätherische Öl aus Orangen verbreitet einen süßen, fruchtigen Duft. Er entspannt und baut deine Nerven wieder auf. Damit bekommst du Kraft, während zugleich der Stress von dir abgeleitet wird. Auch bei Kummer und bei Angstgefühlen lässt sich dieses Öl verwenden. Wenn du es verwendest, während du Gäste hast, schafft es eine Atmosphäre voller guter Laune, in der sich Freunde miteinander wohlfühlen.

Das ätherische Öl aus Oregano

Oregano ist seit langem als Heilkraut bekannt. Es wird zur Desinfektion eingesetzt und fördert die Verdauung. Damit macht es sich auch gut als Zutat bei schweren Speisen. Es verbreitet einen appetitanregenden Duft und reinigt zugleich die Luft im Raum. Dosiere das Öl jedoch sehr vorsichtig, denn es ist sehr kräftig. Die maximale Konzentration ist 1%.

Das Pfefferminz Öl

Mit einem frischen Duft sorgt das Pfefferminz-Öl bei dir für mehr Konzentrationsfähigkeit. Damit kommst du wirkungsvoll gegen geistige Erschöpfung und Überarbeitung an. Auch werden Schmerzen in den Muskeln, Nerven und auch im Kopf damit gelindert. Du kannst das ätherische Öl zur Raumbeduftung einsetzen, es inhalieren oder damit gurgeln. Bei Kopfschmerzen ist auch eine Kompresse im Nacken sehr erfolgreich.

Das Öl der Rose

Das Öl der Rose lässt sich bei vielen Problemen einsetzen. Es wirkt besonders auf die Seele und kann Trauer, Kummer und Leid lösen und dich befreien. Es öffnet dein Herz und du empfindest wieder positive Gefühle.

Das Öl ist jedoch nicht nur etwas für deine Seele. Du kannst damit auch deine Haut pflegen. Besonders, wenn sie empfindlich ist, kann das Öl gereizte Partien beruhigen und Schäden regenerieren.

Rosenöl wird aufgrund seiner stark entspannenden Wirkung auch bei Geburten und bei der Begleitung Sterbender eingesetzt. Es eignet sich immer dann, wenn es auf positive Gefühle ankommt.

Das ätherische Rosmarin Öl

Mit einem frischen Duft voller Würze, der dich stimuliert, wirkt das Rosmarin Öl gegen Erschöpfung und es hilft dir immer dann, wenn die Konzentration nachlässt. Damit steigert sich auch die Kreativität und die Willenskraft. Als Extrakt kannst du Rosmarin auch beim Sport verwenden. Damit lassen sich deine Muskeln aufwärmen und nach dem Sport einem Muskelkater vorbeugen.

Die Essenz des Sandelholzes

Sandelholz wird schon seit langen für wegen seines Duftes in Parfums und in Räucherwerken eingesetzt. Auch dient es oftmals als Schmuck und es ist ein traditionelles, ayurvedisches Heilmittel in Indien.

Der Duft entfaltet sich nur sehr langsam. Damit steigt deine Wahrnehmung über die Zeit an, bis sie dich an einen Tropenwald erinnert. Zu diesem Duft lässt sich sehr gut meditieren. Er bringt dir Energie und er beruhigt deine Nerven.

Das Thymian Öl

Thymian hat einen festen Platz in der Naturheilkunde. Er eignet sich gut im Einsatz gegen Husten und Erkältungen. Zur Raumbeduftung eingesetzt, reinigt er die Luft und stärkt er unsere Abwehrkräfte.

Thymian ist in seiner Wirkung und seinem Geruch von der Stelle abhängig, an der er gewachsen ist. Er ist jedoch allgemein recht mild und kann daher auch für Kinder und für sensible Menschen eingesetzt werden.

KAPITEL 4: SO DOSIERST

DU DIE ÄTHERISCHEN ÖLE

RICHTIG

Die Dosierung der ätherischen Öle ist an sich nicht sehr schwer. Dabei solltest du immer von dem Grundprinzip ausgehen, dass mehr nicht unbedingt besser ist. Außerdem kommt es auf deine persönliche Vorliebe für den Duft und seine Intensität an.

Die Dosierung für die Raumbeduftung

Nutzt du den Duft das erste Mal, denn empfiehlt es sich, eher mit einer kleinen Dosis zu beginnen. Nutze 5 Tropfen für deinen Duftspender und warte ein paar Minuten ab. Wenn du merkst, dass du den Duft magst, die Intensität aber höher sein könnte, dann gib bis zu 10 Tropfen dazu. Damit kommst du inklusive der ersten 5 Tropfen auf 15 Tropfen.

Es muss nicht immer nur ein Duft sein. So kannst du auch mehrere Düfte miteinander kombinieren. Achte auch auf deine Stimmung. Du wirst schnell merken, ob ein Duft positiv auf dich wirkt oder nicht.

Je größer dein Duftspender, desto größer ist auch der Radius, den du damit erreichst. Das heißt, wenn du eher größere Räume hast, dann muss auch der Duftspender größer ausfallen, damit das Öl seine Wirkung entfalten kann. Auch solltest du bei größeren Duftspendern ruhig einmal mit höheren Dosen experimentieren. Dennoch empfiehlt es sich bei einem neuen Duft, erst einmal klein anzufangen. Dann kannst du sehen, ob dir der Duft gefällt und ob er die richtige Wirkung auf dich entfaltet.

Wenn du bereit bist, mehr zu experimentieren, solltest du auf Kopf-, Herz- und Basisnoten achten. Kopfnoten sind sehr flüchtig. Das heißt, der Duft kommt schnell und intensiv in die Luft, hält aber nicht so lange vor. Typische Kopfnoten sind die Gruppe der Zitrusfrüchte.

Herznoten sind weich und duften nach Blumen. Zu ihnen gehören die Öle, die aus Jasmin, Rosen oder Magnolien gewonnen werden. In einer Mischung solltest du nur ein bis drei Tropfen der Herznoten hinzufügen.

Basisnoten sind Öle, die nur sehr schwer verdunsten. Dazu gehören das Sandel- und Rosenholz sowie der Zimt. Damit lässt sich ein Raum länger beduften und der Duft ist nicht zu intensiv. Innerhalb einer Mischung kannst du drei bis 9 Tropfen hinzufügen.

Die Dosierung für ein Kräuter- bzw.

Blütenbad

Die ätherischen Öle müssen über einen Lösungsvermittler dem Badewasser hinzugegeben werden. Dann sind 10 bis 15 Tropfen ausreichend, die zuerst in 1 bis 3 Esslöffeln des Lösungsvermittlers gelöst werden. Sorg dafür, dass beides, das Öl und der Vermittler, gut verrührt sind, damit sie sich nicht im Wasser wieder trennen.

Anis ist ein Öl, dass sich gut für Bäder anwenden lässt. In einem heißen Bad, zwischen 38 und 40 Grad Celsius, entfaltet es seine Wirkung innerhalb von 10 Minuten. Bei einem längeren Bad, zwischen 32 und 38 Grad Celsius, wird seine volle Wirkungskraft in 20 Minuten freigesetzt.

Bäder sollten am besten am Abend genutzt werden. Das hat zwei einfache Hintergründe. Erstens ist die Wirkung sehr entspannend, was einem anschließenden Schlaf sehr zugute kommt. Zweitens ermüdet das Bad den Körper. Danach bist du nicht mehr leistungsfähig und solltest daher ruhen.

Übrigens muss es nicht immer ein Vollbad sein. Schon ein Fußbad kann eine gute Wirkung auf dich haben. Richte dafür eine Schüssel mit warmem Wasser an. In dieses Wasser gibst du der bis 7 Tropfen des ätherischen Öls. Bedenke jedoch, dass du auch noch den Lösungsvermittler brauchst. Löse das Öl zuerst darin und füge es dann dem Wasser hinzu.

Die Dosierung in Dampfbädern

Möchtest du dir ein Dampfbad anrichten, dann beginnst du mit zwei Litern abgekochtem Wasser. Gieß dieses in eine Schale und gib drei bis fünf Tropfen des ätherischen Öls dazu. Achte jedoch darauf, dass du den Geruch sehr intensiv erfahren wirst. Daher ist hier weniger oft mehr.

Das Öl kannst du auch zuerst über zwei Esslöffel Kamillenblüten oder einen Esslöffel Salz tropfen und das Ganze dann mit heißem Wasser übergießen. Stelle sicher, dass der Dampf nicht zu heiß ist. Dann leg ein großes Handtuch über die Schale und halte deinen Kopf darunter. Schließ die Augen und inhaliere den Dampf für fünf Minuten.

Hast du einen Schnupfen oder die Grippe, kannst du diese Behandlung zwei- bis dreimal täglich vornehmen. Hier eignen sich besonders Angelika, Basilikum, Weißtanne, Eukalyptus und Fichtennadel.

Der Dampf bringt das ätherische Öl stark zur Geltung. Daher solltest du immer milde Öle verwenden. Thymian und andere, starke Essenzen dagegen können Reizungen verursachen und sollten daher vermieden werden.

Die Dosierung bei einer Aromamassage

Für eine Massage solltest du das ätherische Öl mit einem anderen Öl als Basisöl vermischen. Das Verhältnis ist dabei 1 zu 50, also einen Milliliter des ätherischen Öls auf 50 Milliliter des Basisöls.

Bei der Massage ist auch wieder der Grundsatz zu verwenden, dass viel nicht viel hilft. Besonders bei sehr intensiven Ölen solltest du die Dosierung eher geringer ausfallen lassen.

Die Dosierung für eine Sauna

Bei einer Saunaanwendung kommt das ätherische Öl in den Aufguss. Dazu gibst du drei bis 7 Tropfen eines natürlichen und reinen ätherischen Öls in die Schöpfkelle für das Wasser. Dabei kommt es auch darauf an, wie groß die Sauna ist. Ist sie klein, dann nimm nur wenige Tropfen. Nimmst du jedoch mehr Tropfen bei einer größeren Sauna, solltest du darauf achten, dass der Geruch in der Nähe des Aufgusses deutlich intensiver ist. Daher solltest du ruhig ein wenig Abstand halten.

KAPITEL 5:

AROMATHERAPIE UND

SPORT

Sport belastet die Muskeln. Es handelt sich dabei sogar um bewusste Schädigungen des Gewebes, so dass sich diese über die Regeneration langsam verstärken. Der Einsatz von ätherischen Ölen bringt dabei eine besondere Pflege sowohl für die Muskeln als auch für die Gelenke. Daher sind beide zusammen, die Aromatherapie und der Sport, ein absolut gelungenes Team.

Gerade im Winter, wenn die Kälte dem Körper ohnehin schon zu zusetzt ist eine warme Behandlung mit ätherischen Ölen einfach ein gutes Mittel, um sich vor Muskelkater und Verletzungen zu schützen. Besonders Öle aus Rosmarin und Grapefruit eignen sich hier. Sie sorgen für eine bessere Durchblutung und sie sind eine sehr gute Zutat bei Massageölen und Bädern.

Der Einsatz der Aromatherapie bringt Vorteile für Anfänger ebenso wie für Fortgeschrittene im Training. Gerade Anfänger leiden unter starkem Muskelkater. Hier kann die Aromatherapie erfolgreich

Schmerzen lindern. Fortgeschrittene dagegen erreichen irgendwann einen Punkt, an denen sich kaum noch eine Steigerung erreichen lässt. Der Einsatz der Aromatherapie verschiebt diesen Punkt. Sie stärkt die Muskulatur, so dass du noch einmal in deiner Leistung zulegen kannst, bevor du an deinem Leistungshöhepunkt ankommst.

Weiterhin sorgen die ätherischen Öle für eine bessere Durchblutung sowohl der Gelenke als auch der Muskeln. So werden beide gestärkt und der Aufbau neuer Muskelmasse wird beschleunigt.

Der Einsatz der ätherischen Öle eignet sich auch und vor allem in der Sauna. Die Wärme hilft dem gesamten Körper, die beim Sport erlittenen Schäden zu reparieren und neues, stärkeres Gewebe zu bilden. Gleichzeitig wird die Durchblutung des gesamten Körpers gesteigert und unser Kreislauf gestärkt. Das ätherische Öl ist in der Lage, diesen Effekt der Sauna noch zu verstärken.

Vor dem Sport kannst du im Rahmen einer Massage die ätherischen Öle auftragen. Das schützt vor Verletzungen während des Trainings. Ist es bereits zu Verletzungen gekommen, dann hilfst du deinem Körper damit, indem du die betroffenen Partien mit einem ätherischen Öl einreibst. Es lassen sich aber auch Wickel anwenden.

Für Sportler eignen sich am besten Rosmarin, Weihrauch, Wacholder und Pfefferminze. Für eine direkte Steigerung der Leistungsfähigkeit lassen sich Kiefer und Latschenkiefer anwenden, denn diese erlauben es dir, tiefer einzuatmen und dabei mehr Sauerstoff aufzunehmen.

Für eine generelle Anwendung begleitend zum Training eignen sich auch spezielle Sportcremes, die ätherische Öle enthalten. Damit sorgst du nicht nur für eine bessere Regeneration des Gewebes, du löst auch Verkrampfungen. Das beugt dann zukünftigen Schmerzen, inklusive Kopfschmerzen, vor.

Neben Cremes lassen sich auch Sprays verwenden. Damit kannst du betroffene Partien deines Körpers behandeln, wobei das Öl sehr schnell in die Haut eindringt und dort seine maximale Wirkung entfaltet.

SCHLUSSWORT

Jetzt hast du viele Informationen darüber aufgenommen, was die Aromatherapie ist, wie die Öle funktionieren und wie du sie dosieren musst. Damit kannst du nun dein Wohlbefinden steigern. Erkältungskrankheiten und verschiedene Schmerzen lassen sich ohne Schulmedizin heilen bzw. lindern. Nervosität, Angstzustände und Depressionen kannst du damit bekämpfen.

Du unterstützt auch deinen Sport mit der Aromatherapie. Jetzt wird es Zeit, das neue Wissen umzusetzen. Es ist nicht schwer, die Öle zu finden und damit den Raum zu beduften, ein Bad anzurichten, damit zu massieren, eine Sauna zu verstärken oder aber den Körper einzureiben.

Es liegt in deiner Hand, ob du mit der Aromatherapie dein Wohlbefinden steigerst. Wenn du es jedoch versuchst, wirst du schnell sehen, wie einfach es geht und wie stark die Wirkung ist.

Dazu kommt noch das Experimentieren. Schnell wirst du von einem einfachen Duft zu gekonnten Mischungen übergehen und deine persönliche Note finden, die dir am meisten hilft. Da bleibt nur noch eines zu sagen: Viel Spaß beim Ausprobieren!

IMPRESSUM

Text: Copyright © 2019 by ALI KALAI TLEMCANI

Impressum:

ALI KALAI TLEMCANI

1 Complexe El hassani Immeuble Amal 2

90000 TANGIER

Marokko

Fotos: ©matka_Wariatka / https://depositphotos.com/199644938/stock-photo-closeup-view-bottles-aromatherapy-lavender.html

Wichtiger Hinweis:

Die in diesem Buch enthaltenen Informationen dienen ausschließlich informativen Zwecken und dürfen unter keinen Umständen als Ersatz für eine professionelle Beratung oder Behandlung durch ausgebildete und anerkannte Ärzte angesehen werden. Diese beinhalten keinerlei Empfehlungen bezüglich bestimmter Diagnose- oder Therapieverfahren. Die Inhalte dürfen niemals als eine Aufforderung zur Selbstbehandlung oder als Grundlage für Selbstdiagnosen und -medikation verstanden werden. Die Informationen spiegeln lediglich die Meinung des Autors wieder. Der Autor übernimmt für die Art oder Richtigkeit der Inhalte keine Garantie, weder ausdrücklich noch impliziert.

Sollten Inhalte des Buches gegen geltendes Recht verstoßen, dann bittet der Autor um umgehende Benachrichtigung. Die betreffenden Inhalte werden dann umgehend entfernt oder geändert.

Haftung für Links

Das Buch enthält Links zu externen Webseiten Dritter, auf deren Inhalte wir keinen Einfluss haben. Deshalb können wir für diese fremden Inhalte keine Gewähr übernehmen. Für die Inhalte der verlinkten Seiten ist stets der jeweilige Anbieter oder Betreiber der Seiten verantwortlich. Die verlinkten Seiten wurden zum Zeitpunkt der Verlinkung auf mögliche Rechtsverstöße überprüft. Rechtswidrige Inhalte waren zum Zeitpunkt der Verlinkung nicht erkennbar. Eine permanente inhaltliche Kontrolle der verlinkten Seiten ist jedoch ohne konkrete Anhaltspunkte einer Rechtsverletzung nicht zumutbar. Bei Bekanntwerden von Rechtsverletzungen werden wir derartige Links umgehend entfernen.